BEI GRIN MACHT SICH IHR WISSEN BEZAHLT

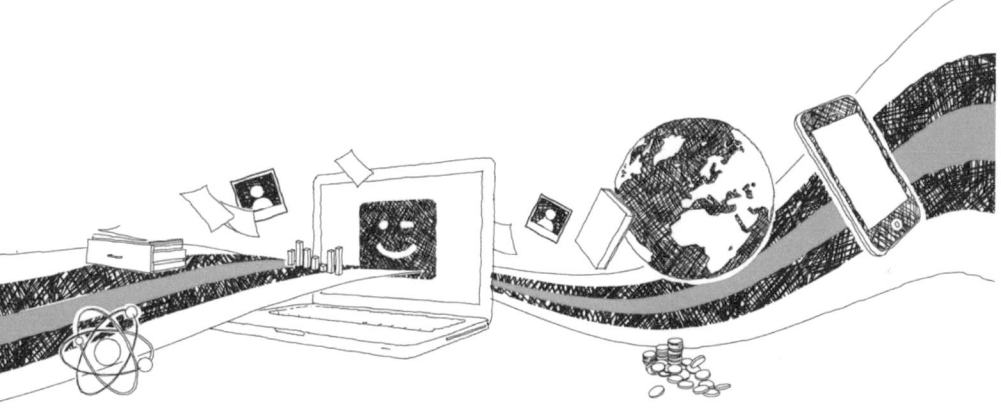

- Wir veröffentlichen Ihre Hausarbeit, Bachelor- und Masterarbeit

- Ihr eigenes eBook und Buch - weltweit in allen wichtigen Shops

- Verdienen Sie an jedem Verkauf

Jetzt bei www.GRIN.com hochladen und kostenlos publizieren

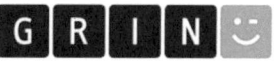

Bibliografische Information der Deutschen Nationalbibliothek:

Die Deutsche Bibliothek verzeichnet diese Publikation in der Deutschen National-
bibliografie; detaillierte bibliografische Daten sind im Internet über http://dnb.d-
nb.de/ abrufbar.

Impressum:

Copyright © 2007 GRIN Verlag, Open Publishing GmbH
Druck und Bindung: Books on Demand GmbH, Norderstedt Germany
ISBN: 9783656735885

Dieses Buch bei GRIN:

http://www.grin.com/de/e-book/87616/entbuerokratisierung-in-der-pflege-am-
beispiel-der-pflegedokumentation

Birgitta Bernhardt

Entbürokratisierung in der Pflege am Beispiel der Pflegedokumentation

GRIN Verlag

GRIN - Your knowledge has value

Der GRIN Verlag publiziert seit 1998 wissenschaftliche Arbeiten von Studenten, Hochschullehrern und anderen Akademikern als eBook und gedrucktes Buch. Die Verlagswebsite www.grin.com ist die ideale Plattform zur Veröffentlichung von Hausarbeiten, Abschlussarbeiten, wissenschaftlichen Aufsätzen, Dissertationen und Fachbüchern.

Besuchen Sie uns im Internet:

http://www.grin.com/

http://www.facebook.com/grincom

http://www.twitter.com/grin_com

Katholische Fachhochschule Freiburg

Hochschule für Sozialwesen, Religionspädagogik und Pflege

Fachbereich Pflege

Zusatzlehrprogramm ISAG

Lehrveranstaltung

Pflegetheoretische Grundbegriffe

Thema der Hausarbeit

Entbürokratisierung in der Pflege am Beispiel der Pflegedokumentation

Hausarbeit vorgelegt von:

Birgitta Bernhardt

7. Fachsemester Soziale Arbeit

1

Inhaltverzeichnis

1. Einleitung

„Pflegemanagement und Pflegepraxis drohen in Verwaltungsaufgaben zu ersticken. Die Fachkräfte arbeiten nur noch 60 % in der Pflege." (s. www.Vincentz.net/alstenpflege/thementage). Alarmierende Zitate dieser Art sind zunehmend in der Fachpresse und in einschlägigen Medien zu lesen. Sie stehen für eine Entwicklung, die in den vergangenen Jahren mit wachsender Besorgnis registriert wird. Der in den 80er Jahren einsetzende Professionalisierungstrend in der Pflege birgt neben dem unbestrittenen Gewinn, den diese Entwicklung für die Pflege mit sich brachte, auch Schwierigkeiten und Herausforderungen. Beispielhaft hierfür ist die Komplexität zahlreicher Bestimmungen und Vorschriften, welche wissenschaftliche Standards regeln und ein hohes Qualitätsniveau sichern sollen. Die Pflegedokumentation als Teil dieses Systems erfordert von Pflegefachkräften neben Kompetenz und Fachwissen auch zeitliche Ressourcen, die neben dem hohen Aufwand an Kraft und Energie, den die direkte Arbeit mit dem Pflegebedürftigen mit sich bringt, oft nur sehr schwer aufzubringen sind.

Im Folgenden werde ich nach der Abklärung von Aufgaben und Funktionen einer Pflegedokumentation, sowie der Darstellung von elementaren Inhalten, eine Musterdokumentation für die stationäre Altenpflege vorstellen, die im Hinblick auf Entbürokratisierungsbestrebungen entwickelt wurde. Neben Erläuterungen zu Aufbau und Inhalt, sowie Kriterien bzgl. der praktischen Anwendung soll besonders der Nutzen für die Reduktion von Schreibarbeiten beleuchtet werden. Abschließend werde ich darstellen, welche Aspekte ich als sinnvoll erachte und sie deshalb in ein eigenes Dokumentationsmodell transferieren würde.

2. Aufgaben und Funktionen einer Pflegedokumentation

Der Dokumentation als wichtigem Element der Qualitätssicherung in der Pflege kommen folgende zentrale Funktionen zu:

2.1. Kommunikation von Information

Mit Hilfe der Pflegedokumentation sollen wichtige Informationen innerhalb des Pflegeteams, nach außen (z.B. Ärzten, Krankenhäuser etc.), sowie dem Pflegebedürftigen selbst transparent dargestellt und vermittelt werden (vgl. MASFG 1).

2.2. Sammlung von Information

Informationen, die in Pflegesituationen von zahlreichen Quellen bereitgestellt werden, sollen mit Hilfe der Dokumentation gesammelt, gespeichert und bei Bedarf jederzeit abrufbar sein (vgl. MASFG 1).

2.3. Grundlage für die Pflegeplanung und Durchführung

Die Informationen der Pflegedokumentation sollen als Grundlage für die Planung der Pflege, sowie für deren gezielte und strukturierte Durchführung dienen (vgl. MASFG 1).

2.4. Darstellung der Entwicklung des Pflegbedürftigen und der Pflegeleistungen

Die Dokumentation soll den Pflegeverlauf mit der Entwicklung des Pflegbedürftigen widerspiegeln. Außerdem sollen die Pflegeleistungen dargestellt werden, was auch aus juristischen Gesichtspunkten relevant ist (vgl. MASFG 1).

3. Basiselemente eines Dokumentationssystems

Sinnvollerweise sollte ein Dokumentationssystem sich eng am Pflegeprozess orientieren. Die Arbeitsgruppe II „Runder Tisch Pflege" konstatiert in ihrem Zwischenbericht des Diskussionsstandes: „Ein Dokumentationssystem, das sich strikt am Handlungsmodell des Pflegeprozesses orientiert, vermeidet Mehrfachdokumentationen, ermöglicht eine übersichtliche Verlaufsdarstellung der Pflege und vermeidet Bürokratie." (s. Runder Tisch Pflege 13).

Eine Pflegedokumentation, die sich auf die einzelnen Schritte des Pflegeprozesses stützt, muss demnach folgende Basiselemente enthalten:

3.1. Informationssammlung und pflegerische Befunderhebung

Eine Sammlung der pflegerisch relevanten Daten, wie z.B. Probleme, Fähigkeiten, besondere biografische Ereignisse, Wünsche und Bedürfnisse des Pflegebedürftigen etc. kann ihren Platz sowohl in einem entsprechenden Stammblatt, als auch in einem dafür entwickelten Pflegeanamnese- und Biografiebogen erhalten.

3.2. Festlegung der Pflegeziele und Planung der Pfleginterventionen

Die Formulierung der Pflegeziele sowie die Darstellung der entsprechenden Pflegemaßnahmen werden in der Dokumentation in einem entsprechenden Vordruck für die Pflegeplanung festgehalten. Abhängig vom jeweiligen Dokumentationssystem befinden sich die Maßnahmen in einer Festlegung der vereinbarten Tagesstruktur oder sie werden zusätzlich auf dem Bogen für die Durchführungskontrolle dargestellt.

3.3. Durchführungskontrolle der Pflegemaßnahmen

Der übliche Raum in einem Dokumentationssystem für die Kontrolle der durchgeführten Pflegehandlungen ist ein Durchführungskontrollblatt, auf dem die einzelnen Maßnahmen abgezeichnet werden.

3.4. Ergebnis der Interventionen und Evaluation

Die Ergebnisse der Interventionen können zunächst im Verlaufsprotokoll festgehalten und später in die Fortschreibung der Pflegeplanung miteinfließen. Wichtig ist das Festhalten des Evaluationstermins in der Pflegeplanung.

4. Die Musterdokumentation der Initiative „Menschen pflegen" als Beispiel für Entbürokratisierung in der Pflege

4.1. Entstehung und Kontext der Musterdokumentation

Die vom rheinland-pfälzischen Ministerium für Arbeit, Familie, Soziales und Gesundheit im Rahmen der Initiative „Menschen pflegen" ins Leben gerufene Arbeitsgruppe „Bürokratie in der Pflege" hatte im Sommer 2004 eine Musterdokumentation herausgegeben. Ziel dieses Modells war es, durch Vermeidung von Mehrfachdokumentationen unnötige Schreibarbeiten zu verhindern und durch ein übersichtliches, nachvollziehbares Dokumentationssystem zur Entbürokratisierung in stationären Einrichtungen einen wertvollen Beitrag zu leisten. Wie viele positive Rückmeldungen aus Einrichtungen, die das System erprobt haben, belegen, wurde die Musterdokumentation gut angenommen und mit Hilfe von zahlreichen Anregungen v.a. in der EDV – Anwendung weiterentwickelt (vgl. Dreyer in MASFG).

4.2. Aufbau und Inhalt der Musterdokumentation

4.2.1. Stammblatt

Im Stammblatt ist neben soziodemografischen Daten, Informationen über Angehörige bzw. eine gesetzliche Betreuung auch in begrenztem Maße Platz für Angaben zu medizinisch-pflegerischen Besonderheiten, sowie Angaben zu Krankenhausaufenthalten und evtl. benötigten Hilfsmitteln. Besteht eine umfangreichere medizinische Vorgeschichte, wird die Nutzung des Zusatzinformationsblatts „Krankenhausaufenthalte/Hilfsmittel" empfohlen (vgl. MASFG 1).

4.2.2. Pflegeanamnese und Biografie

Grundlage des Dokumentationssystems ist das AEDL – Modell von M. Krohwinkel. In dem für die Pflegeanamnese und Biografie vorgesehenen Formular sind in einer Spalte zu allen AEDL – Bereichen Fragen so formuliert, dass sie durch den zukünftigen Bewohner bzw. dessen Angehörige selbst beantwortet werden können. Nach einer entsprechenden Ergänzung durch das Pflegepersonal wird auf der Basis dieser Angaben der entsprechende Hilfebedarf festgelegt. Schließlich wird noch angegeben, ob die Informationen Eingang in den vereinbarten Tagesablauf (Pflegeplanung II) bzw. in die Pflegeplanung I finden. (vgl. MASFG 3-4).

4.2.3. Pflegeplanung I

In der Pflegeplanung I werden Pflegeprobleme, Ziele und Ressourcen festgehalten. Letztere werden jedoch nur aufgeführt, wenn sie nicht bereits in der Pflegeanamnese dargestellt wurden. Ist dies der Fall, werden sie über eine entsprechende Nummerierung der jeweiligen Maßnahme im Formular „Pflegeplanung II" zugeordnet. Die einzelnen Pflegemaßnahmen werden nicht in der Pflegeplanung I sondern auf dem Formblatt „Pflegeplanung II" (Vereinbarter Tagesablauf) erfasst. Pflegeprobleme, die mehrere AEDLs betreffen, werden einem wichtigen AEDL zugeordnet. Die Planung erfolgt nur für AEDLs, in denen Pflegeprobleme bestehen. Außerdem sind auf dem Formblatt Hinweise auf Änderungen möglich, aus denen weitere Eintragungen z.B. im Stammblatt oder in der Pflegeplanung II resultieren (vgl. MASFG 4).

4.2.4. Vereinbarter Tagesablauf F/S/N (Pflegeplanung II)

Die in der Anamnese ermittelten Ressourcen sollen an dieser Stelle im vereinbarten Tagesablauf dargestellt werden. Außerdem werden in diesem Formblatt die entsprechenden Pflegemaßnahmen (ggfs. in Form von Standards) vermerkt. Die Maßnahmen sollen in der Reihenfolge ihrer Erbringung aufgeführt werden. Dauerhafte Veränderungen werden an der dafür vorgesehenen Stelle vermerkt und müssen entsprechende Eintragungen in der Pflegeplanung nach sich ziehen (vgl. MASFG 5).

4.2.5. Durchführungsnachweis

Alle im vereinbarten Tagesablauf durchgeführten Maßnahmen werden pro Schicht mit einem Handzeichen abgezeichnet. Ergeben sich Abweichungen vom vereinbarten Tagesablauf, muss die veränderte Maßnahme in dem dafür vorgesehenen Ort im Formular dokumentiert werden und ein Verweis auf den Pflegebericht erfolgen. Behandlungspflegerische Maßnahmen müssen gesondert für jede einzelne Tätigkeit abgezeichnet werden (vgl. MASFG 5).

4.2.6. Pflegebericht

Im Pflegebericht werden wichtige Beobachtungen, Ereignisse und Informationen zum Befinden des Pflegebedürftigen dokumentiert. Ergeben sich Veränderungen in Bezug auf den vereinbarten Tagesablauf, die nicht auf dem Durchführungsnachweis vermerkt sind, werden sie ebenfalls im Pflegebericht festgehalten. Sollte sich die Notwendigkeit ergeben, bestimmte Maßnahmen einzuleiten, sind diese im vereinbarten Tagesablauf sowie in der Durchführungskontrolle einzutragen (vgl. MASFG 6).

4.2.7. Zusatzprotokolle

Formblätter, die die Musterdokumentation nicht enthält, wie z.b. Lagerungs- und Bilanzierungspläne, können die Pflegedokumentation ergänzen (vgl. MASFG 6).

4.3. Ergänzende Aspekte zur praktischen Anwendung des Dokumentationssystems

Voraussetzung für eine Pflegedokumentation, die den Bedürfnissen der Bewohner gerecht wird, ist die Einbeziehung des Pflegebedürftigen in die Pflegeplanung. Benötigt er oder sie hierzu Unterstützung, ist eine Bezugsperson hinzuzuziehen (vgl. MASFG 1). So kann sichergestellt werden, dass Pflegemaßnahmen bzw. die Gestaltung des Tagesablaufs dem Bewohner nicht übergestülpt werden, sondern seinen Interessen entsprechen. Die Musterdokumentation kann sowohl handschriftlich als auch EDV-gestützt erfolgen. Bei der EDV-Version sind spezifische Besonderheiten zu beachten, wie z.B. das Ersetzen des Handzeichens durch eine entsprechende auf den Mitarbeiter bezogene Identifikation oder der Sicherstellung eines ausreichenden Datenschutzes (vgl. MASFG 2).

4.4. Kriterien in Bezug auf die Reduktion des Schreibaufwands

Ein wichtiger Aspekt hinsichtlich der Reduktion des Schreibaufwands ist die Beschränkung der Pflegeplanung auf die AEDL's, zu denen tatsächlich Probleme vorliegen. Das vermeidet das klassische „Abarbeiten" von AEDL-Checklisten und beschränkt die Pflegeplanung auf das wirklich Notwendige. Mehrfachbenennungen bzgl. der Ressourcen werden vermieden, indem bereits in der Pflegeanamnese formulierte Ressourcen lediglich über einen Zahlenapparat Eingang in die Pflegeplanung finden. Die aus der Pflegeplanung resultierenden Maßnahmen werden nicht mehr in der Planung, sondern direkt im vereinbarten Tagesablauf erfasst, was eine weitere Mehrfachbenennung verhindert. Pflegeprobleme werden ausschließlich *einem* vordringlichen AEDL zugeordnet, was eine weitere Vereinfachung bedeutet (vgl. MASFG 5). Wenn für bestimmte pflegerische Tätigkeiten in der Einrichtung Standards erarbeitet wurden, können diese im vereinbarten Tagesablauf entsprechend eingetragen werden, wodurch sich eine ausführliche Darstellung der Maßnahme erübrigt (vgl. MASFG 5).

Eine weitere Reduktion des Schreibaufwands bedeutet die Möglichkeit, in der Durchführungskontrolle alle Pflegemaßnahmen, die in einer Schicht erbracht wurden, mit nur einem Handzeichnen abzuzeichnen. Auch müssen Maßnahmen, die bereits auf Zusatzblättern festgelegt wurden, wie z.B. Lagerungen nicht mehr extra innerhalb der Durchführungskontrolle aufgeführt werden. Bei einem unauffälligem Verlauf genügt im Rahmen des Pflegeberichts ein wöchentlicher Vermerk bzw. ein Vermerk beim Wechsel der Bezugsperson, dass sich keine Veränderungen ergeben haben.

5. Der Transfer zentraler Aspekte der Musterdokumentation in ein eigenes Modell als Beitrag zur Entbürokratisierung

Die oben dargestellte Musterdokumentation liefert wichtige Ideen und Anregungen in Bezug auf die Reduktion von Bürokratie in der Pflegedokumentation. Im Folgenden werden die wichtigsten Aspekte herausgegriffen und auf ein eigenes Modell übertragen:

- Die im Stammblatt gegebene Möglichkeit, eine bestehende rechtliche Betreuung differenziert zu erfassen, sowie richterliche Beschlüsse über freiheitsbeschränkende Maßnahmen zu vermerken, ist eine Information, die grundsätzlich in keiner Pflegedokumentation fehlen sollte.
- Auch die Angaben von Kranken- und Pflegekassendaten sind von hoher Relevanz und sollten - wie in der Musterdokumentation - auf jedem Stammblatt erfasst werden.
- Die Reduktion der Pflegeplanung auf die AEDLs, in welchen tatsächlich Probleme bestehen, und die Beschränkung auf die Benennung der Ressourcen bei den anderen AEDLs, sind effektiv und würden in einer eigenen Dokumentation von mir ebenso gehandhabt
- Ebenfalls sinnvoll in Bezug auf die Reduzierung des Schreibaufwands ist die Darstellung von Problemen und Ressourcen über einen Zahlenapparat, sofern sie in der Pflegeanamnese schon hinreichend benannt wurden.
- Auch die Verortung der Pflegemaßnahmen ausschließlich im vereinbarten Tagesablauf und nicht zusätzlich in der Pflegeplanung bedeutet ein Stück Entbürokratisierung und würde von mir so übernommen werden.
- Das Gleiche gilt für die Zuordnung eines Pflegeproblems zu **einem** vordringlichen AEDL

8

anstatt zu mehreren passenden.

- Die Nutzung der Spalte für die Hinweise auf Veränderungen ist auch sinnvoll, da sie einen gewissen Schutz vor dem Übersehen wichtiger Dinge, die sich geändert haben, gewährleistet

- Eine deutliche Reduzierung des Schreibaufwands ist die Möglichkeit, Maßnahmen der Grundpflege mit nur einem Handzeichen pro Schicht abzuzeichnen und bereits auf Zusatzplänen dokumentierte Maßnahmen nicht doppelt aufzuführen.

- Die Vorgabe, im Pflegebericht nur wichtige Ereignisse, Beobachtungen und Informationen darzustellen, würde ich für eine eigene Dokumentation ebenfalls übernehmen, da in der Praxis oft viel Zeit dabei verloren geht, zu dokumentieren, dass sich keine besonderen Vorkommnisse ereignet haben.

6. Reflexion

Die Musterdokumentation des rheinland-pfälzischen Familien- und Gesundheitsministeriums enthält etliche Aspekte, die sich im Hinblick auf den mit Dokumentationen verbundenen Schreibaufwand sehr entlastend auswirken. Das Ziel der Arbeitsgruppe „Bürokratie in der Pflege", mit der Dokumentation zur Entbürokratisierung in der Pflege beizutragen, kann folglich meiner Ansicht nach als erreicht eingestuft werden. Dennoch gibt es einige Punkte, die ich als verbesserungswürdig erachte und die ich in einer eigenen Dokumentation verändern würde:

Beispielsweise ist auf dem Stammblatt der Raum für Krankenhausaufenthalte und medizinische Vorgeschichte so gering, dass er bei den wenigsten Bewohnern ausreichen dürfte. Es bedarf also in den meisten Fällen eines Zusatzinformationsblattes über medizinische Details und der so gewonnene Platz auf dem Stammblatt kann für wichtigere Informationen genutzt werden.

Der Anamneseteil innerhalb der Musterdokumentation ist recht umfassend und detailliert. Daraus ergibt sich ein relativ unübersichtlicher Umfang von insgesamt 7 Blättern. In einem eigenen System würde ich diese Anamneseformulare etwas verschlanken. Auch sind etliche der Angaben zu Wünschen und Gewohnheiten der Bewohner recht defizitorientiert formuliert. Im Bereich Biografische Ergänzungen finden sich als Vorgabe lediglich die Items: „Leidet unter unbewältigten Lebenserfahrungen", „vermisst...", „hat Sorge um...". (s. MASFG Pflegeanamnese und Biografie). An dieser Stelle würde ich auf dem Hintergrund des Empowerment-Ansatzes stärkenorientierte Items anbieten, wie z.B. „Hat Freude an...", „Interessiert sich für" oder „Hat besondere Fähigkeiten für..." etc.. Den vereinbarten Tagesablauf würde ich durch einen Wochenstrukturplan ergänzen, da hier für den Bewohner wichtige Termine wie z.B. Aktivierungsangebote oder Therapien abgebildet werden können. (vgl. bmfsj). Im vereinbarten Tagesverlauf besteht nämlich keine Möglichkeit der Integration von Terminen, die nicht täglich stattfinden.

Zusammenfassend scheint mir in Bezug auf die Musterdokumentation wichtig, dass sie sich bereits über einen längeren Zeitraum in diversen stationären Altenpflegeeinrichtungen praktisch bewährt hat. Dies belegt, dass sie trotz einiger optimierungsbedürftiger Punkte grundsätzlich geeignet ist, Pflegende von überflüssigen bürokratischen Tätigkeiten zu entlasten, damit sie wieder mehr Raum für ihre ureigenste Aufgabe, der pflegerischen Zuwendung zum pflegebedürftigen Menschen, zur Verfügung haben.

7. Literatur

www.menschenpflegen.de/enid/9ff478a05db34ac642cc39ad0b15e59d,ccb1fd5f74726369640
92d0931343037/Ma_nahmen/Musterdokumentation_Stationaere_Pflege_a5.html

www.arbeitsministerium.bayern.de/pflege/stationaer/entbuero.htm

www.bmfsfj.de/RedaktionBMFSFJ/Abteilung3/Pdf-Anlagen/ergebnisse-ag3-
entbuerokratisierung,property=pdf,bereich=,rwb=true.pdf

www.Vincentz.net/altenpflege/thementage

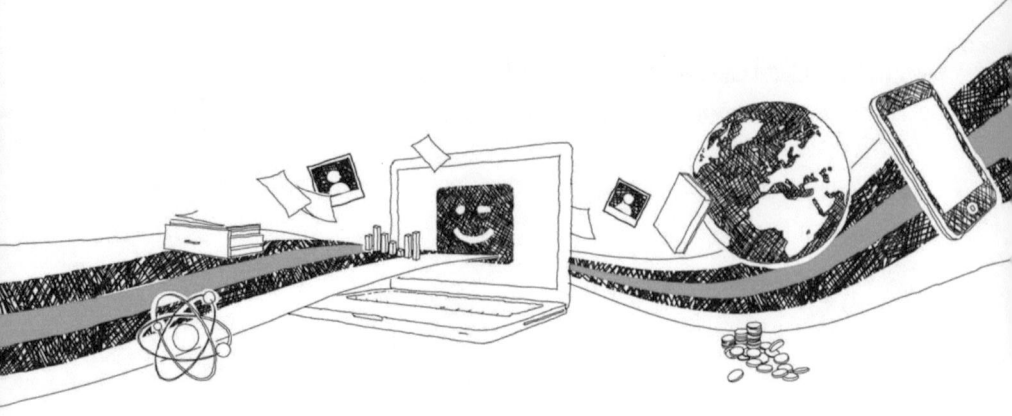
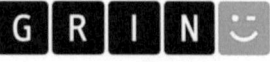